寝ながらできる認知症予防❸

1分間 筋トレ&ストレッチ

山崎律子・上野 幸[編]

余暇問題研究所[著]　東郷聖美[絵]

ミネルヴァ書房

はじめに

　私たちは、健康で、より豊かな、ゆとりある生活を送りたいと常々願っています。しかし気がつくと、歩くのが億劫になっていたり、転びやすくなっていたりします。若い頃とは違う、年だから仕方がないなどと、あきらめていませんか。

　これは年齢ではなく、筋力の低下が原因です。低下を防ぐためには、筋トレをして筋肉を鍛えていくことが大切です。

　その一方で、いざ筋トレをはじめてみようと思っても、どのようにしたらよいか迷ってしまうことも事実です。

　そこでまずはこの本を開いて、どんな体操があるのかを眺めてみてください。筋トレだけでなく、ストレッチとリラックス効果のある体操も紹介されています。

　また、体のどの筋肉を鍛えるのかも見てください。ページをめくりながら、ストレッチ、筋トレ、リラックスと取り組んでいきましょう。ただし、急に体操をはじめるのではなく、ストレッチで筋トレの準備をして、刺激を受けた筋肉をリラックスで休ませるようにしてください。

　ページをめくりながら続けていくと、すっと背筋が伸びて、やがて颯爽と歩ける生活がはじまっていることでしょう。

　この本が出来上がるまでには、多くの励ましやご指導、ご協力がありました。深く感謝いたします。

余暇問題研究所

山崎律子・上野 幸

本書の使い方

　この本は、「寝ながらできる認知症予防」をテーマに、横になったまま簡単に取り組める28の体操を収録しています。筋トレとストレッチを中心に、リラックス効果のある体操も盛り込みました。読んで笑える、やってみて楽しめるように、ユーモラスなイラストを交えて解説しています。

体操のページ
▼
p10-p65

　1つの体操を見開き2ページに収め、イラストとともに体操の流れを解説。どんな体操かすぐにわかり、本を開いたまま使用できる構成にしています。1週間で7つ取り組むことを想定して、PART.1から4に28の体操を分類しました。

その体操で、体のどの部位を動かすのかが分かるアイコンを添えています。

「筋トレ」「ストレッチ」「リラックス効果のある体操」のどれにあてはまるのか、該当するアイコンに色が着けられています。

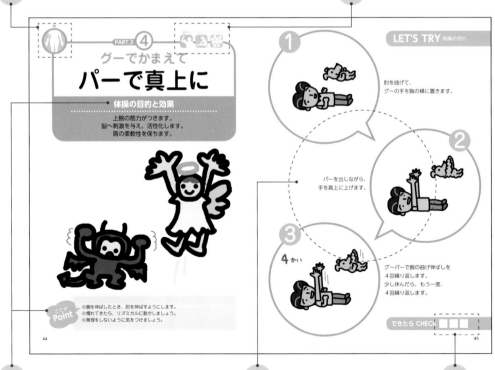

体操の目的と効果、取り組むときのPointをまとめています。

体操の流れは、すべて3ステップで解説しています。

取り組んだ体操には、チェックをつけましょう。

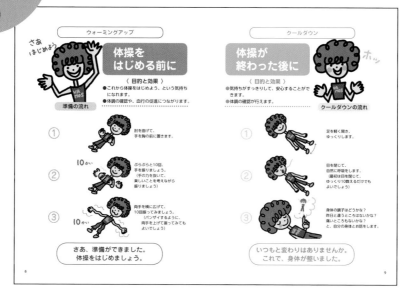

「はじめる前」と「終わった後」

▼

p8-p9

体操をスムーズにはじめて、終了後にはクールダウンすることができるように、「はじめる前」の準備と「終わった後」の息抜きの流れもまとめました。体操前と体操後に、ぜひやってみてください。

巻末の体操リスト

▼

p66-p67

この本に掲載している体操の種類や、体のどの部位を動かす体操なのかが一望できるように、リストをつくりました。体操の全体像を把握するのに活用してください。

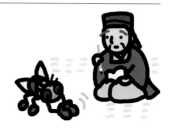

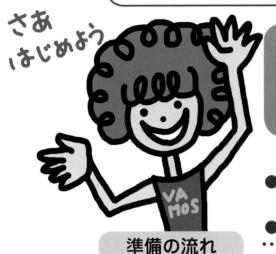

さあ
はじめよう

体操を
はじめる前に

〈 目的と効果 〉

●これから体操をはじめよう、という気持ち
　になれます。

●体調の確認や、血行の促進につながります。

準備の流れ

①

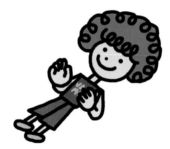

肘を曲げて、
手を胸の前に置きます。

②

10かい

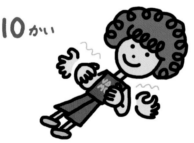

ぶらぶらと10回、
手を振りましょう。
（手の力を抜いて、
楽しいことを考えながら
振りましょう）

③

10かい

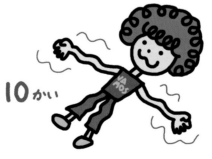

両手を横に広げて、
10回振ってみましょう。
　（バンザイするように、
両手を上げて振ってみても
よいでしょう）

さあ、準備ができました。
体操をはじめましょう。

体操が 終わった後に

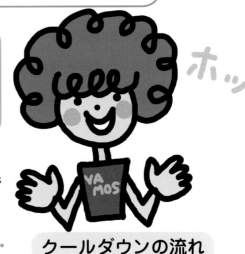

〈 目的と効果 〉

●気持ちがすっきりして、安心することができます。

●体調の確認が行えます。

クールダウンの流れ

① 足を軽く開き、
ゆっくりします。

② 目を閉じて、
自然に呼吸をします。
（最初は目を閉じて、
ゆっくり10数えるだけでも
よいでしょう）

③ 身体の調子はどうかな？
昨日と違うところはないかな？
痛いところもないかな？
と、自分の身体とお話をします。

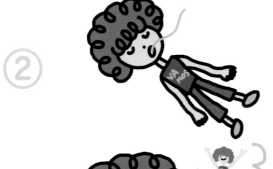

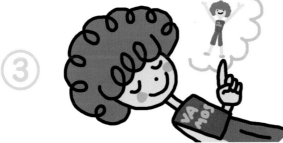

いつもと変わりはありませんか。
これで、身体が整いました。

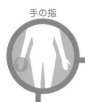

手の指

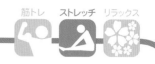

筋トレ　ストレッチ　リラックス

両手を合わせて
指伸ばし

体操の目的と効果

手指の柔軟性を保ちます。
手指の血行がよくなります。
気分がすっきりします。

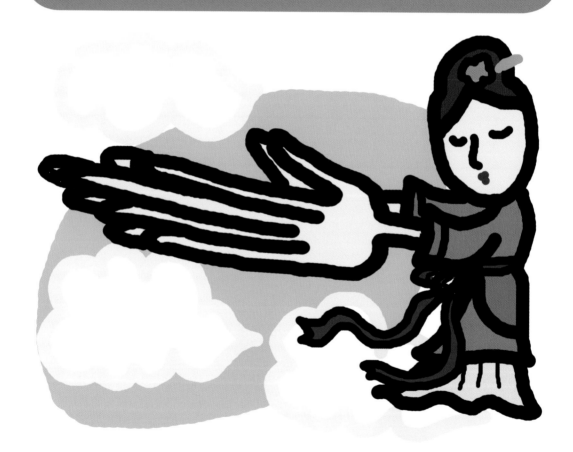

ここが
Point

● あまり力を入れすぎないように、ゆっくり指を伸ばしましょう。
● 指を伸ばすときは、フーと息を吐きましょう。
● 息を吐いた後は、自然に呼吸をします。

1

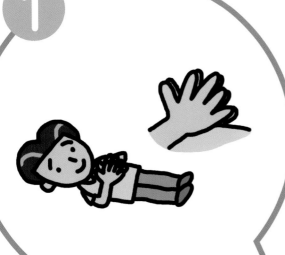

両手を胸の前でパーにして、
指の内側を合わせます。

2

指を合わせたまま、
少し指を反らせて伸ばします。
イチ、ニ、サン、シ、ゴと
ゆっくり数えましょう。

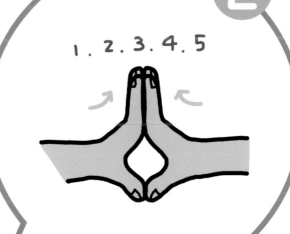

1. 2. 3. 4. 5

3

３かい

指の力をゆるめて、
休んでから、
指を伸ばして数える動作を、
３回繰り返しましょう。

できたら CHECK ☐ ☐ ☐

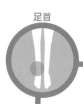
足首

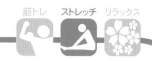
筋トレ　ストレッチ　リラックス

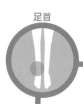

PART.1 ②

力を抜いて
足首ぐるり

体操の目的と効果

足首の柔軟性を保ちます。
足首の血行がよくなります。
寝る前に取り組むことで、効果があります。

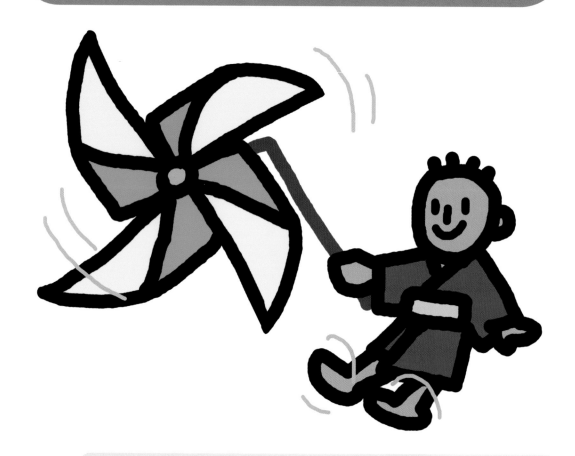

ここが
Point

● 力まずに回すことを心がけます。
● 慣れてきたら、大きくゆっくり回してみましょう。
● 自然に呼吸するように意識しましょう。

1

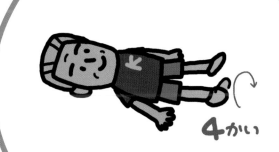

4かい

両足を伸ばしたまま、
右足のつま先を
ぐるぐると回します。
ゆっくりと4回、回しましょう。

2

今度は反対方向に
ゆっくりと4回、回します。

4かい

3

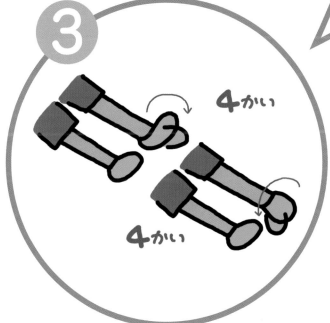

4かい

4かい

左足も同じように、
4回ずつ回します。

できたら CHECK ☐ ☐ ☐

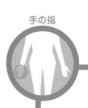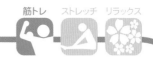
PART.1 ③

指の押し合い
グーッと

体操の目的と効果

指の力を保ちます。
脳へ刺激を与え、活性化します。
日常生活に取り入れましょう。

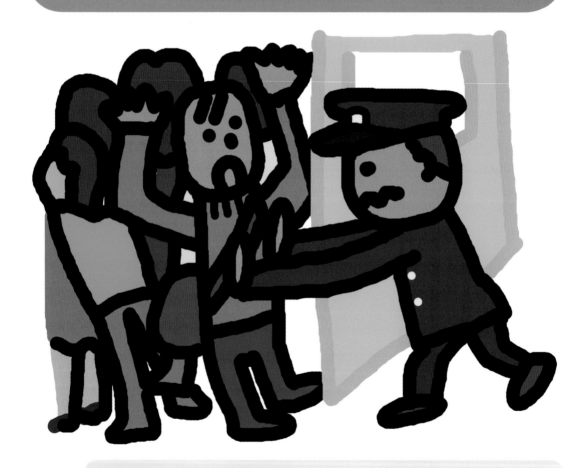

ここが **Point**

● ゆっくり静かに、指を押し合います。
● 自然に呼吸するように意識しましょう。
● 終わったら、手をブラブラと振りましょう。

1

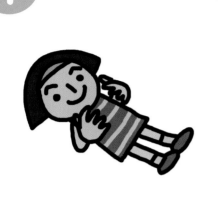

両手の指を胸の前で開いて、
伸ばします。

2

それぞれの指先を合わせます。
（手の内側に空間をつくります）
合わせたら、
指どうしで押し合います。
そのまま、
ゆっくり5まで数えましょう。

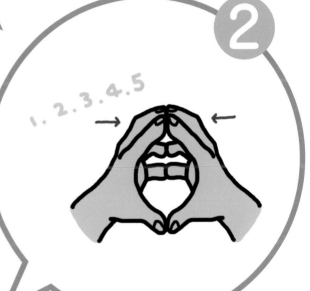

1. 2. 3. 4. 5

3

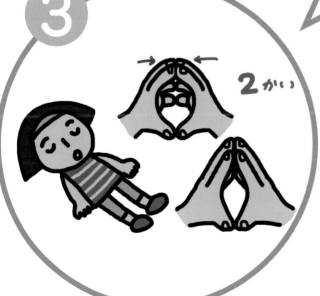

2かい

少し休んでから、
押し合う動きを、
2回繰り返しましょう。

できたら CHECK

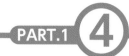

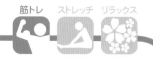

筋トレ　ストレッチ　リラックス

指の綱引き
オーエス

体操の目的と効果

指の力を保ちます。
脳へ刺激を与え、活性化します。
日常生活に取り入れましょう。

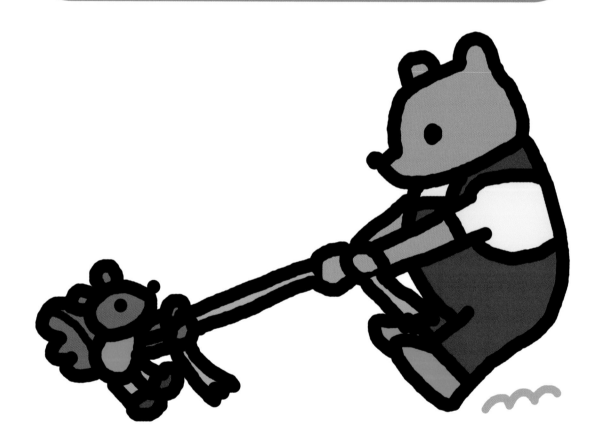

ここが Point

● 声を出しながら、数を数えましょう。
● 慣れてきたら、人指し指以外の指でも、引き合ってみましょう。
● 終わったら、手をブラブラと振りましょう。

1

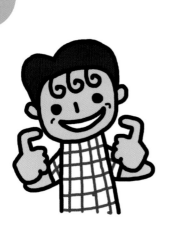

両手の人差し指を、
カギ型にします。

2

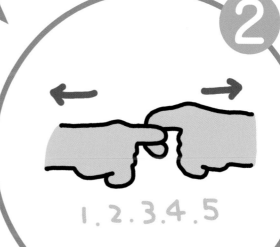

カギ型の指どうしを引っかけて、
5まで数えながら、
引き合いましょう。

3

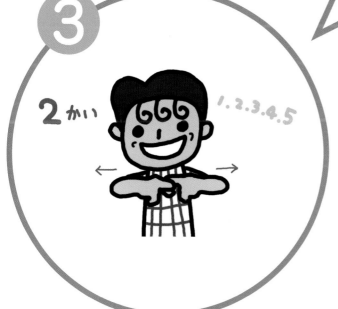

少し休んでから、
引き合う動きを、
2回繰り返します。

できたら CHECK ☐ ☐ ☐

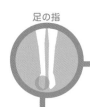

PART.1 ⑤

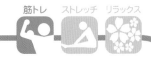

丸めて伸ばして
足指グーパー

体操の目的と効果

脳へ刺激を与え、活性化します。
足指に力がつきます。
素足の感覚を楽しめます。

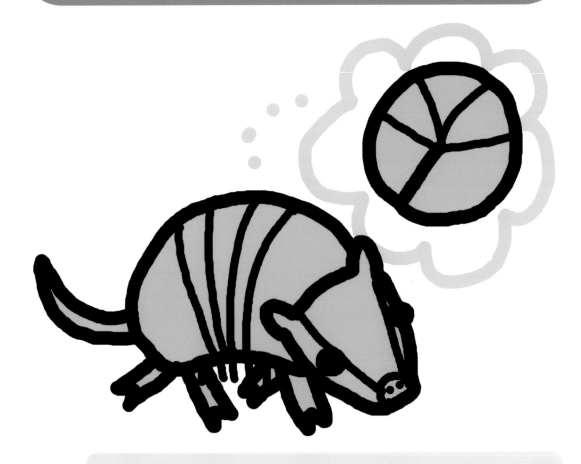

ここが
Point

●はじめは力まずに、グーパーの形をつくりましょう。
●慣れてきたら、大きくグーパーをつくるように意識します。
●チョキの形はどのように表現できるかも、考えてみてください。

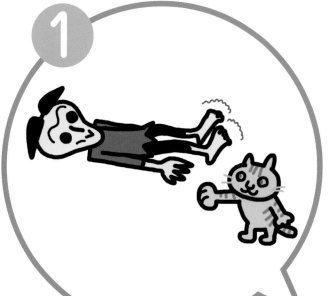

両足を伸ばして、楽にします。
それから、
足指を丸めるようにして、
グーの形をつくります。

今度は指を広げて、
パーの形にしてみましょう。

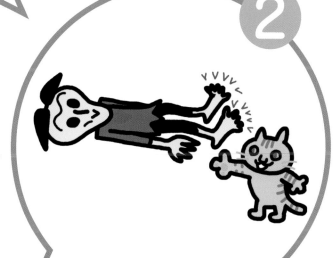

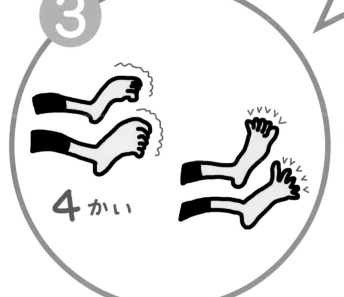

グーとパーの形にする動作を、
4回繰り返します。

できたら CHECK ☐☐☐

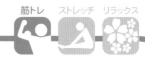
ゆっくりしっかり
足の曲げ伸ばし

体操の目的と効果

脚筋力がつきます。
膝の柔軟性を保ちます。
脚の血行がよくなります。

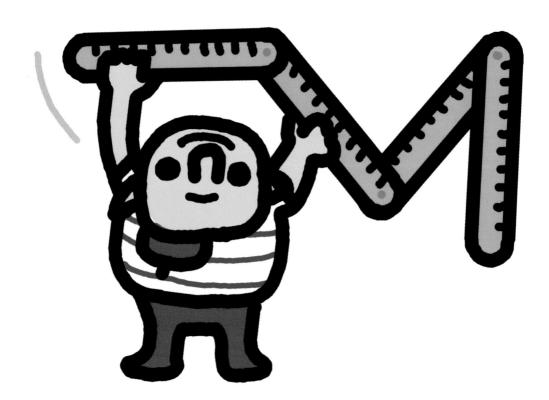

ここが
Point

●はじめは、ゆっくりと足を動かしましょう。
●しっかり曲げて、伸ばすように心がけます。
●慣れてきたら、もう4回ずつ繰り返しましょう。

1

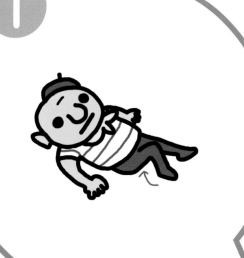

右足の膝を曲げて、
立てます。

2

右足を曲げた状態から、
伸ばします。
曲げ伸ばしの動作を、
4回繰り返します。

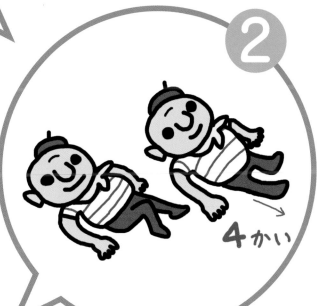

4かい

3

4かい

左足も同じように、
曲げ伸ばしの動作を、
4回繰り返しましょう。

できたら CHECK ☐ ☐ ☐

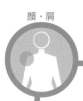

PART.1 ⑦

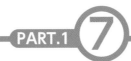
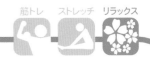

肩の上げ下げ

にっこり笑顔

体操の目的と効果

肩の力が抜けて、リラックスできます。
すてきな笑顔をつくれます。
ゆったりした気分になります。

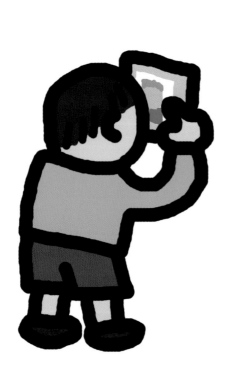

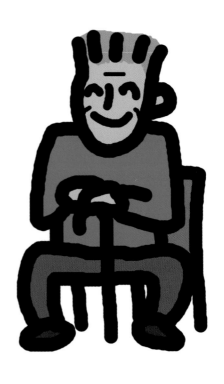

ここが
Point

●肩を下げるときは、必ず息を吐きましょう。
●楽しいことを思い浮かべながら、笑顔をつくりましょう。
●鏡で自分の笑顔を見てみると、もっと楽しくなります。

1

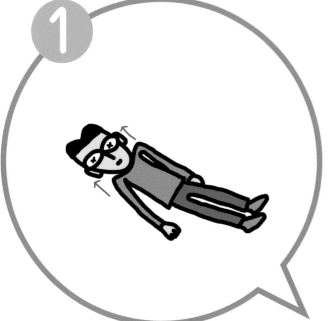

まず、背筋を伸ばします。
それからゆっくりと、
両肩を上げていきます。

2

4かい

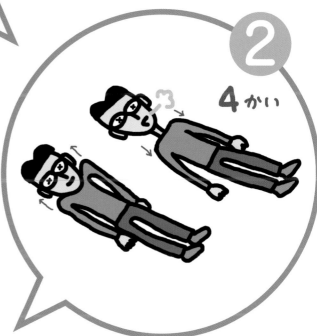

フーと息を吐きながら、
両肩を下げていきます。
両肩を上げてから下げるまでを、
4回繰り返します。

3

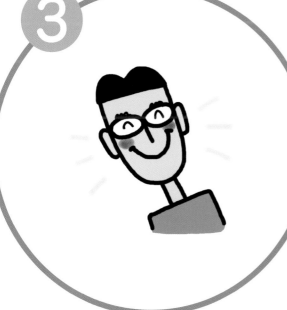

体の力を抜いて、
にっこりと笑顔をつくりましょう。

できたら CHECK

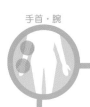
筋トレ　**ストレッチ**　リラックス

PART.2 ①

両手でグルグル

さあ伸ばそう

体操の目的と効果

手首の柔軟性を保ちます。
脳へ刺激を与え、活性化します。
手や腕の血行がよくなります。

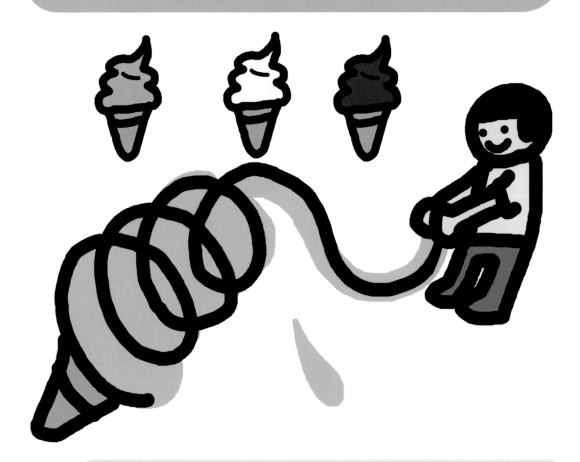

ここが
Point

●手首は、ゆっくり大きく回しましょう。
●腕に気持ちいい伸びを感じましょう。
●フーと息を吐きながら、両手を伸ばすようにしましょう。

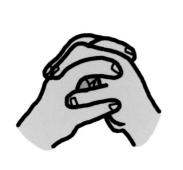

① 胸の前で、
両手を組みます。

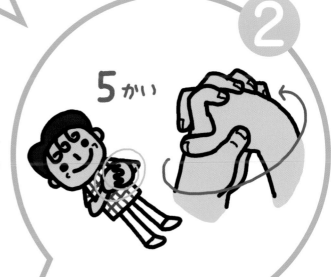

② 組んだ手を5回、
グルグルと回します。

5かい

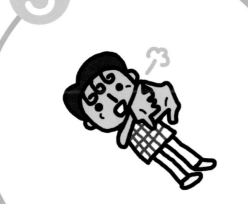

③ 最後に、
両手を返しながら
伸ばしてみましょう。

できたら CHECK ☐☐☐

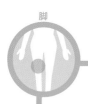

PART.2 ②

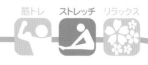

かかとの押し出し

気持ちいい

体操の目的と効果

足首の柔軟性を保ちます。
足の血行がよくなります。
足が疲れているときに、積極的に取り組むようにします。

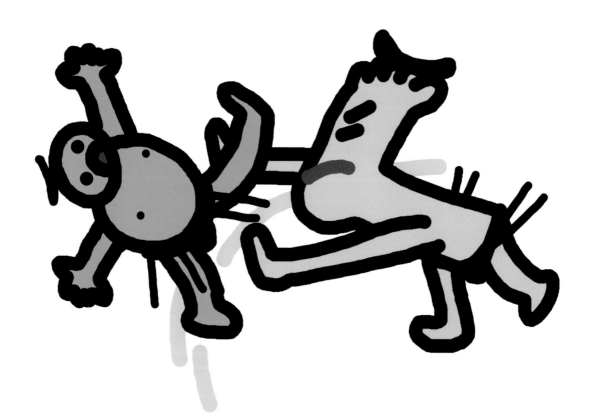

ここが
Point

● ふくらはぎに伸びを感じましょう。
● 4まで数えた後は、必ず息を吐いて力を抜きます。
● 慣れてきたら、両手を上げながらやってみましょう。

1

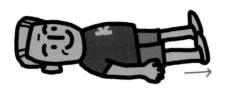

両足のつま先を立てて、
かかとから押し出すように、
足を伸ばします。

2

足を伸ばした状態で
4まで数えたら、
力を抜きましょう。

1. 2. 3. 4

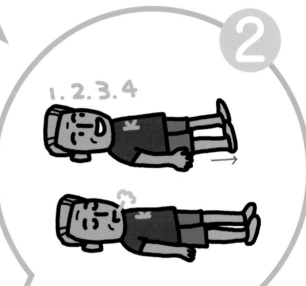

3

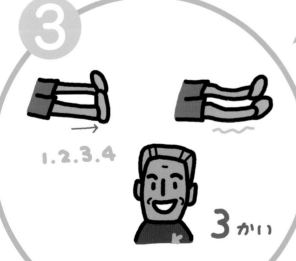

1. 2. 3. 4

3かい

足を伸ばして数えるまでを、
3回繰り返しましょう。

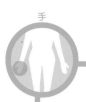

手

PART.2 ③

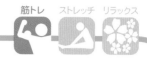

筋トレ　ストレッチ　リラックス

グーッと握って
1・2・3・4

体操の目的と効果

握力を強めます。
前腕の筋力を保持します。
脳へ刺激を与え、活性化します。

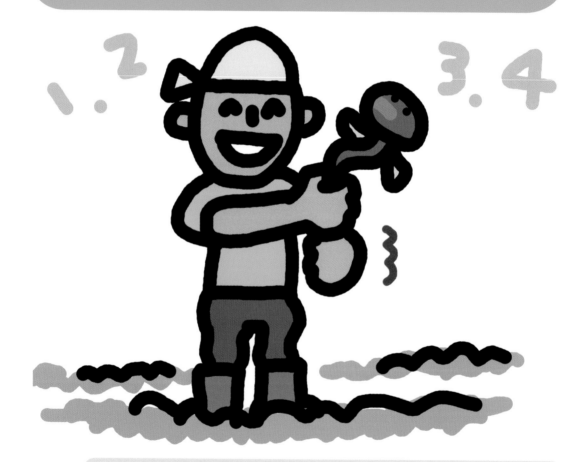

ここが
Point

●八分目程度の力で握るようにしましょう。
●握っているときも、息は止めないようにしましょう。
●4までを声に出して数えるようにします。

1

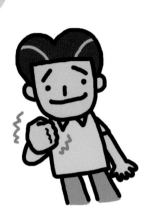

胸の横で、
右手をグーッと、
力強く握ります。

2

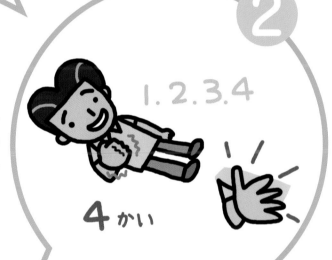

1. 2. 3. 4

4 かい

4まで数えたら、
パッと手を開き、力を抜きます。
これを4回繰り返します。

3

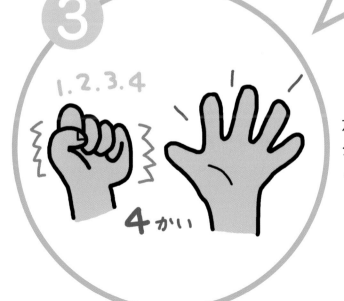

1. 2. 3. 4

4 かい

左手でも同じように、
グーッと握って数える動作を、
4回やってみましょう。

29

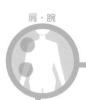
PART.2 ④

筋トレ ストレッチ リラックス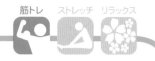

両手を使って
グーパー背伸び

体操の目的と効果

上腕の筋力を保持します。
肩の柔軟性を保ちます。
脳へ刺激を与え、活性化します。

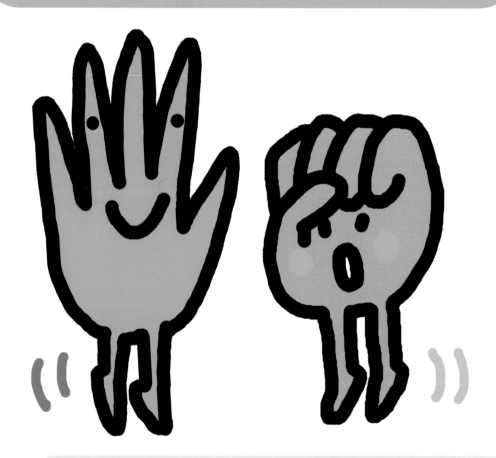

ここが
Point

●ゆっくり手を伸ばしていくようにしましょう。
●手を伸ばす動作は、無理をしないように気をつけましょう。
●慣れてきたら、リズミカルに動かしてみます。

①

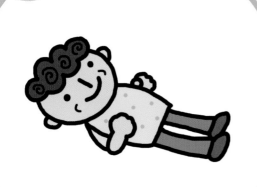

肘を曲げて、
グーの手を胸の横に置きます。

②

背伸びをするように、
両手を上に伸ばしていき、
手を開きます。
（パーの形になっていきます）

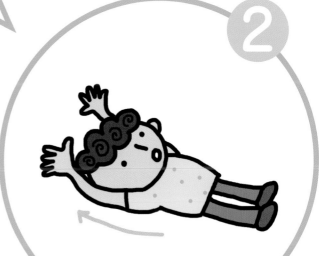

③

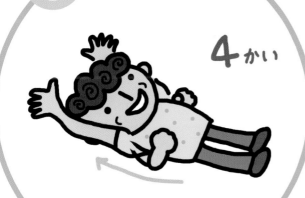

4かい

グーパーの曲げ伸ばしを、
4回繰り返します。
少し休んでから、もう一度、
4回繰り返しましょう。

できたら CHECK □□□

31

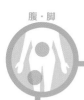

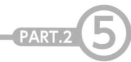

筋トレ　ストレッチ　リラックス

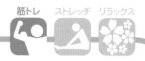

両膝を曲げて

右・左

体操の目的と効果

脚筋力がつきます。
腹筋力がつきます。
膝の柔軟性を保ちます。

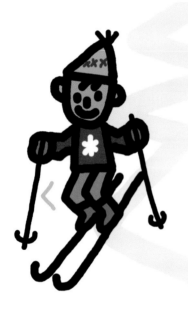

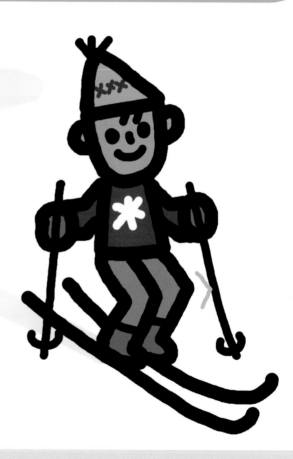

ここが Point

●ゆっくり動かすように心がけましょう。
●無理をしない範囲で、両膝を倒します。
●終わったら、最後に気持ちよく両足を伸ばしましょう。

①

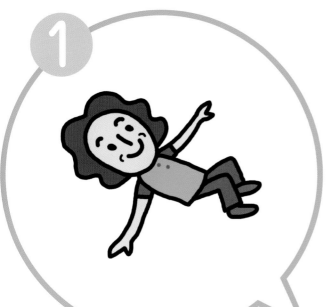

両膝を立てて、
両手を横に広げます。

②

まず両足を一緒に、
右に倒します。
中央に戻して、
今度は左に倒します。

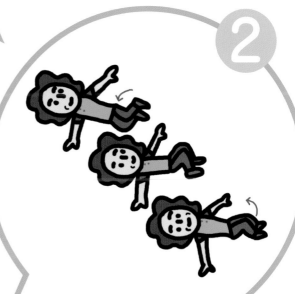

③

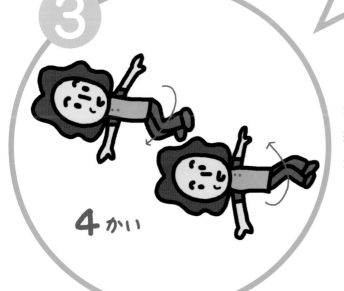

4 かい

右と左に倒す動作を、
続けて4回繰り返します。
少し休んでから、もう一度、
4回繰り返しましょう。

できたら CHECK ☐ ☐ ☐

笑いは腹から
ハッハッハ

体操の目的と効果

腹筋力がつきます。
血流がよくなります。
楽しい気持ちになります。

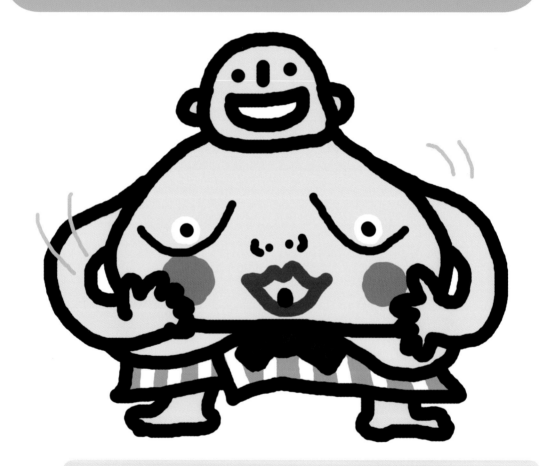

ここが
Point

●両手に腹筋の動きを感じましょう。
●慣れてきたら、8回続けて発声してみましょう。
●発声の後、おかしくなったら気持ちよく笑ってください。

1

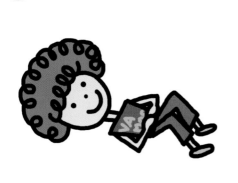

両膝を立てて、
両手をおなかの上に置きます。

2

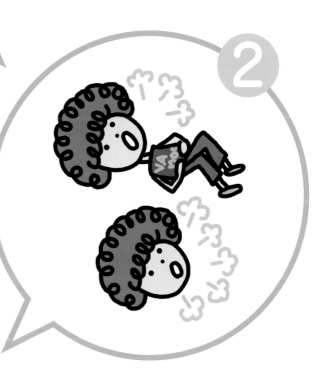

「ハッハッハッ」と、
3回、発声します。
間を置いてから、
次は5回、発声します。

3

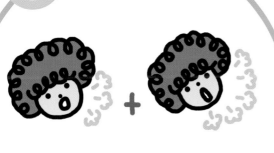

3かい

3回と5回の発声を、
3回繰り返します。

できたら CHECK

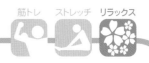
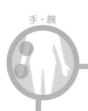

スリスリスリスリ
いい気持ち

体操の目的と効果

血行がよくなります。
気持ちよさを感じられます。
ゆったりした気分になります。

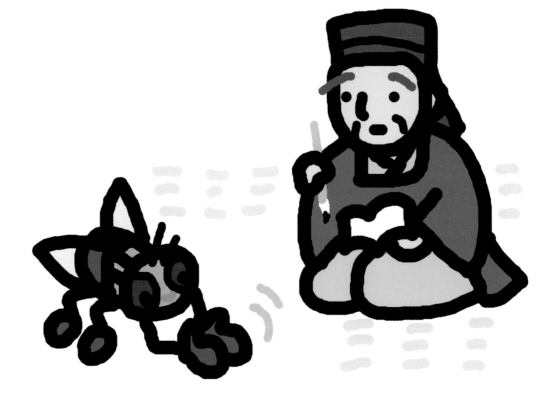

ここが
Point

●自然に呼吸するように心がけましょう。
●焦らず、ゆったりした気持ちでさすりましょう。
●スリスリの気持ちよさを存分に感じてください。

1

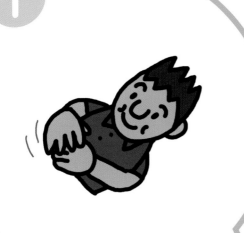

指先をスリスリと
さすってみましょう。

2

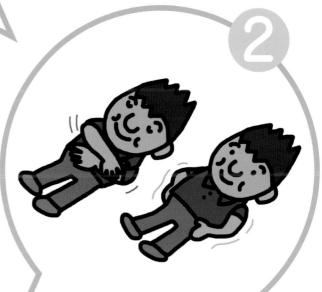

指先から腕へ、
さらにいろいろなところを
さすっていきます。

3

1. 2. 3. 4. 5. 6. 7. 8. 9. 10

同じ部位を、
10まで数えながら
さすりましょう。

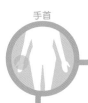

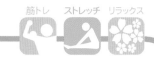

手首

筋トレ　ストレッチ　リラックス

PART.3 ①

ぐるりぐるりと
こぶしを回して

体操の目的と効果

手首の柔軟性を保ちます。
手・腕の血行がよくなります。
脳へ刺激を与え、活性化します。

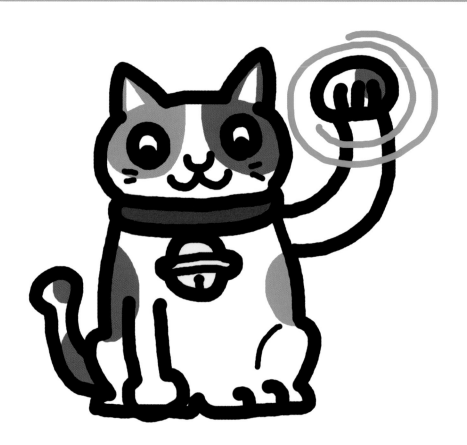

ここが Point

●手首に力を入れすぎないようにしましょう。
●慣れてきたら、リズミカルに動かします。
●両手を組んで回してみましょう。

1

肘を曲げて、
右手を軽く握ります。

2

手首をぐるりと4回、
回します。
反対方向にも4回、
回しましょう。

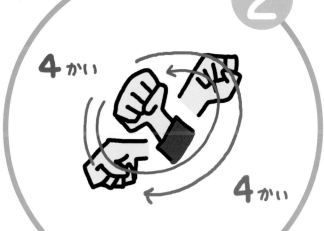

3

左手も軽く握り、
ぐるりと4回、回します。
反対方向にも4回、
回しましょう。
終わったら、もう一度、
右手、左手の順番に、
同じ回数だけ回しましょう。

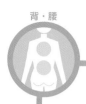

PART.3 ②

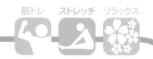
筋トレ　ストレッチ　リラックス

背中と腰が
伸びるかな？

体操の目的と効果

血行がよくなります。
背と腰の柔軟性を保ちます。
ゆったりした気分になります。

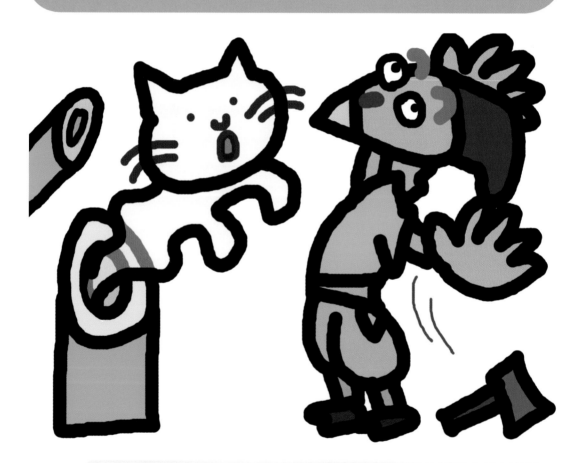

ここが
Point

● ゆっくり数を数えましょう。
● 背と腰に伸びを感じましょう。
● 無理に膝を、胸に近づけないようにします。

①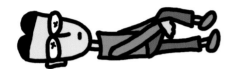

膝を曲げて右足を上げたら、
両手で外側から支えます。

②

イチ、ニ、サン……ハチと
数を数えながら、
膝を胸に近づけるように
引き寄せます。
最初の位置に戻して、
これを2回繰り返します。

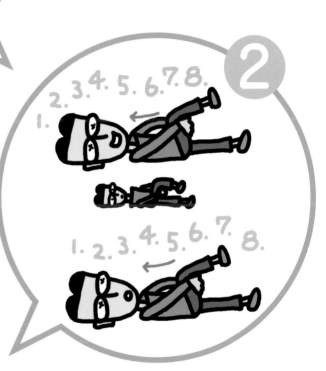

③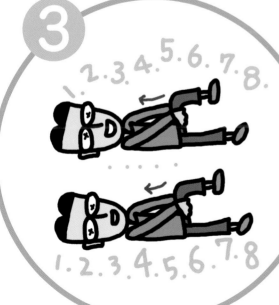

左足も同じように、
数を数えながら動かします。
これを2回繰り返します。

できたら CHECK

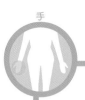

PART.3 ③

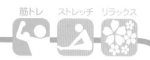
筋トレ　ストレッチ　リラックス

できるかな？
すばやくグーパー

体操の目的と効果

握力を強めます。
前腕の筋力を保持します。
気持ちがワクワクしてきます。

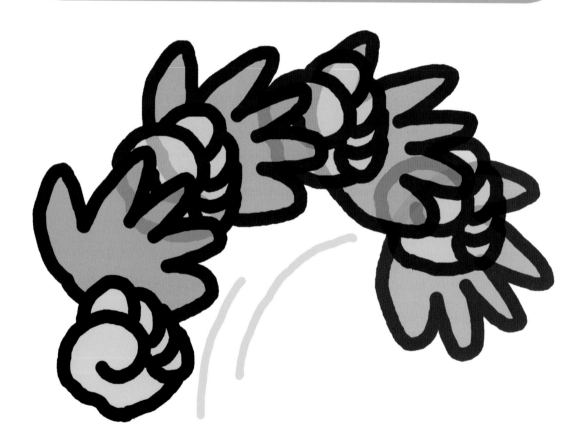

ここが
Point

● 手をしっかり開いて握ります。
● はじめはゆっくりとした号令にします。
● 最後には必ず手を振りましょう。

1

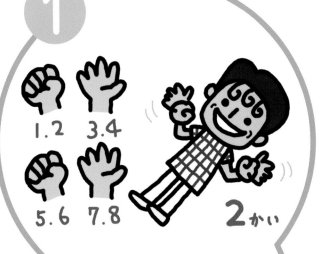

1.2 3.4
5.6 7.8
2かい

グーパーグーパーと声に出しながら
イチ・ニでグー、サン・シでパー、
ゴ・ロクでグー、シチ・ハチでパー
と手を出します。
これを2回繰り返します。

2

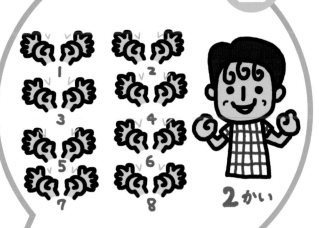

2かい

手を軽く握り、
イチ、ニ、サン……ハチと
数を数えながら、
イチのリズムで、
手をパーグーと放つように出します。
これを2回繰り返します。

3

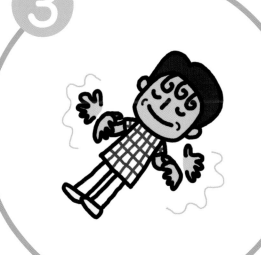

手をブラブラと
振りましょう。

できたら CHECK ☐☐☐

43

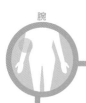

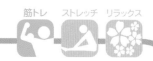

グーでかまえて
パーで真上に

体操の目的と効果

上腕の筋力がつきます。
脳へ刺激を与え、活性化します。
肩の柔軟性を保ちます。

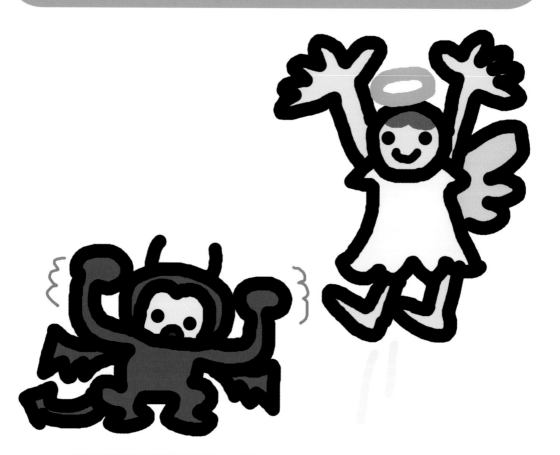

●腕を伸ばしたとき、肘を伸ばすようにします。
●慣れてきたら、リズミカルに動かしましょう。
●無理をしないように気をつけましょう。

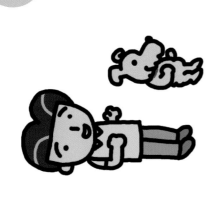

1

肘を曲げて、
グーの手を胸の横に置きます。

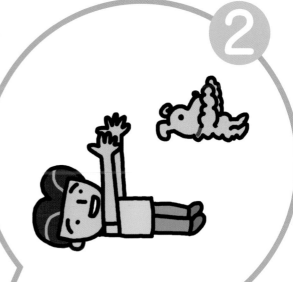

2

パーを出しながら、
手を真上に上げます。

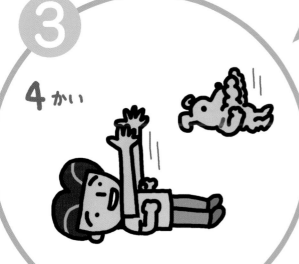

3

4かい

グーパーで腕の曲げ伸ばしを
4回繰り返します。
少し休んだら、もう一度、
4回繰り返します。

できたら CHECK

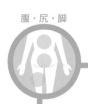

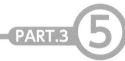

筋トレ　ストレッチ　リラックス

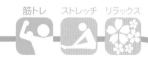

お尻に力を
ギューッと

体操の目的と効果

お尻の筋肉がつきます。
脚筋力がつきます。
腹筋力がつきます。

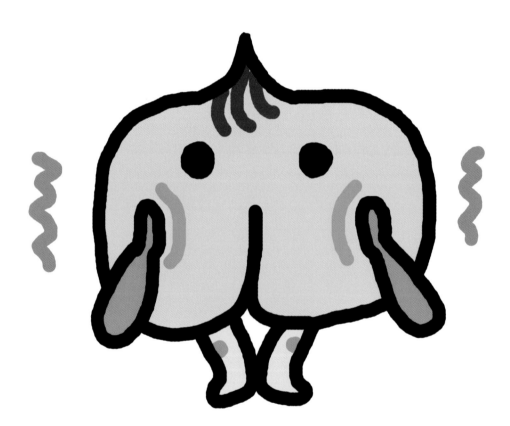

ここが
Point

●ゆっくりと取り組みましょう。
●はじめは、お尻を上に上げるだけでもよいでしょう。
●声に出して数を数えましょう。

①

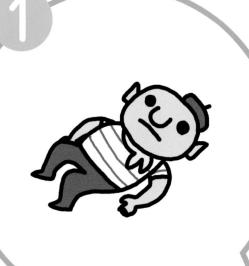

両膝を曲げて、
足を立てます。

②

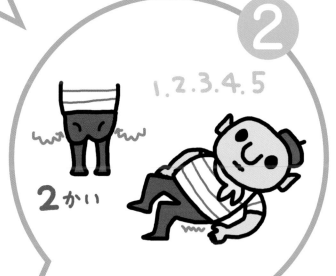

お尻をつぼめるように、
ギューッと力を入れて、
5数えます。
これを2回繰り返します。

③

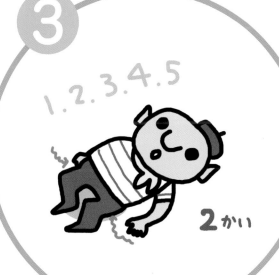

さらにお尻を上に上げて、
ギューッと力を入れて、
5数えます。
これを2回繰り返します。

できたら CHECK ☐☐☐

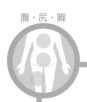
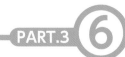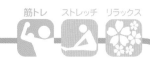
かかとを上げて
キープキープ

体操の目的と効果

脚筋力がつきます。
腹筋力がつきます。
お尻の筋肉がつきます。

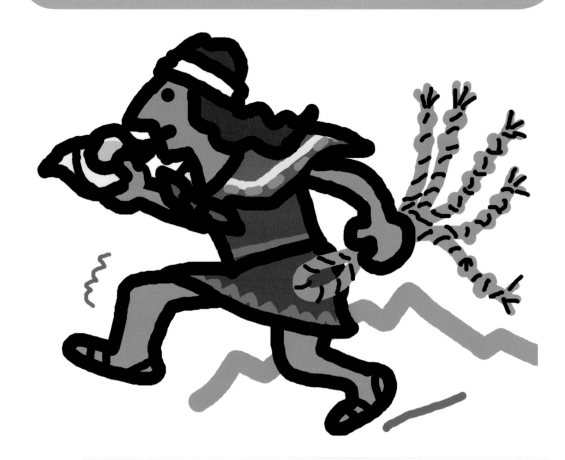

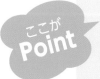
ここが
Point

● 慣れてきたら、膝を少し伸ばしてみましょう。
● 上半身に力を入れないようにします。
● 終わったら、ゆっくり背伸びをしましょう。

1

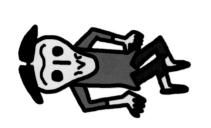

両膝を曲げて、
足を立てます。

2

右足のかかとを上に上げて、
5数えます。
これを4回繰り返します。

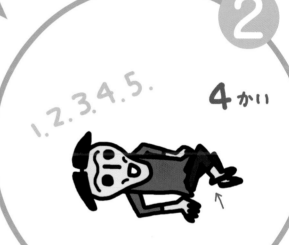

1.2.3.4.5.

4かい

3

1.2.3.4.5.

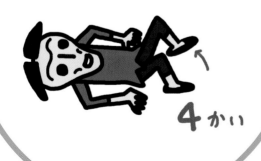

4かい

今度は左足のかかとを上げて、
5数えます。
これを4回繰り返します。

できたら CHECK ☐ ☐ ☐

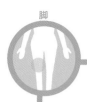

PART.3 ⑦

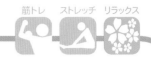

ストーンと
足を伸ばそうよ

体操の目的と効果

血行がよくなります。
肩の柔軟性を保ちます。
ゆったりした気分になります。

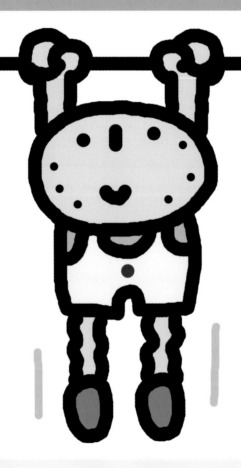

ここが
Point

●息をフッと吐くようにして、足を伸ばしましょう。
●足を滑らすようにして伸ばします。
●あわてず、ゆっくりやりましょう。

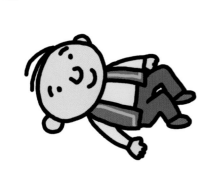

両膝を曲げて、
足を立てます。

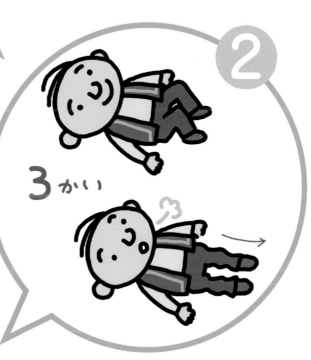

足を立てた状態から、
ストーンと伸ばします。
これを3回繰り返します。

3かい

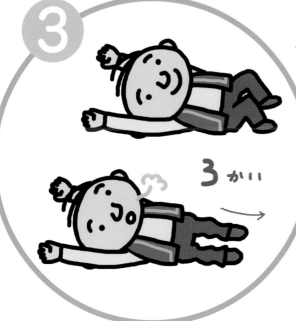

3かい

今度は両手を上に伸ばして、
両足のストーンを、
3回繰り返してみましょう。

 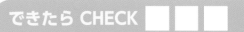

PART.4 ①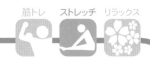

筋トレ　ストレッチ　リラックス

ゆっくりゆっくり
右向いて左向いて

体操の目的と効果

首・肩の柔軟性を保ちます。
首筋・肩上部の血行がよくなります。
ゆったりした気分になります。

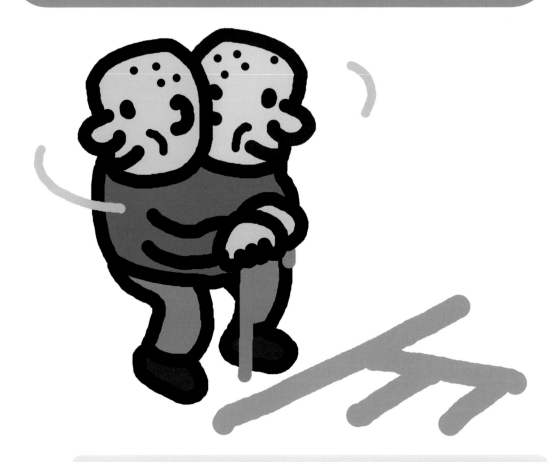

ここが Point

● 息をフーと吐きながら、首をひねりましょう。
● 首筋・肩に、伸びを感じましょう。
● 無理に曲げないようにします。

1

肩を上に上げて、
息を吐きながら力を抜きます。

2

ゆっくり顔を右に向けて、
5数えます。

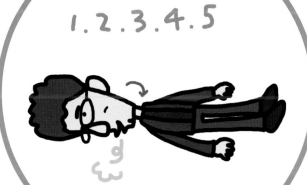

3

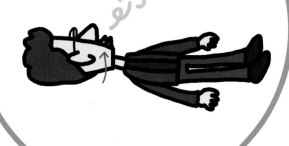

顔を中央に戻してから、
ゆっくり左を向き、
5数えます。
右と左を向いて数えるまでを、
2回繰り返します。

できたら CHECK

53

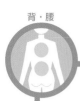

背・腰

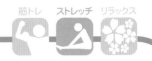

筋トレ　ストレッチ　リラックス

PART.4 ②

気持ちがのびのび

腰伸ばし

体操の目的と効果

大腿・腰・臀部の血行がよくなります。
膝・股関節の柔軟性を保ちます。
気分がすっきりします。

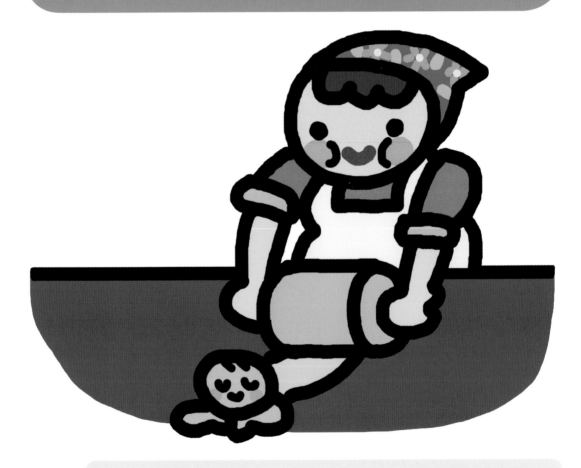

ここが
Point

● 両膝を倒すとき、フーと息を吐きます。
● ゆったりとした気持ちになりましょう。
● 気持ちよく伸びを感じましょう。

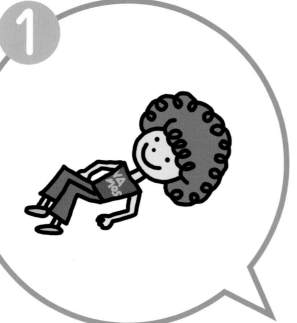

両膝を曲げて、
足を立てます。

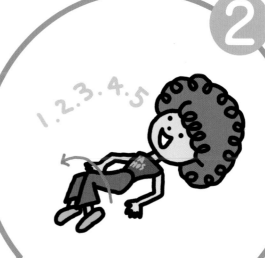

両膝をゆっくり右に倒し、
5数えます。

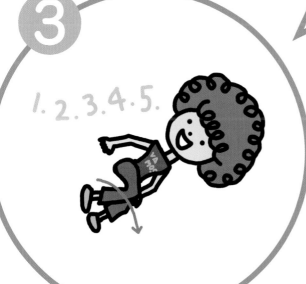

今度は左に倒して、
5数えます。
右と左に倒して数えるまでを、
2回繰り返します。

できたら CHECK

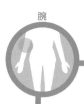

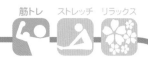
筋トレ　ストレッチ　リラックス

掛け声かけて
グーとパー

体操の目的と効果

上腕の筋肉を強化します。
脳へ刺激を与え、活性化します。
肩の柔軟性を保ちます。

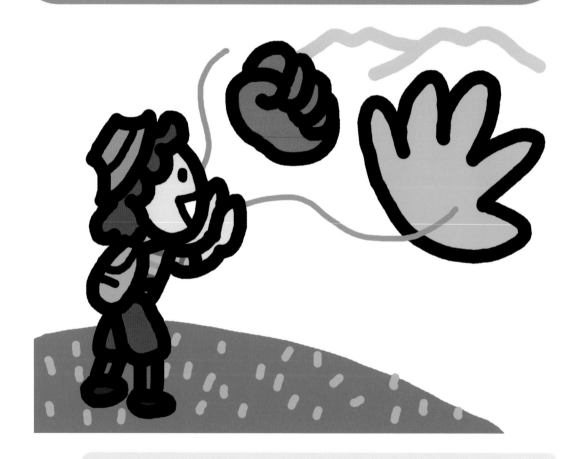

ここが Point
- 掛け声をかけることを、忘れないようにしましょう。
- 慣れてきたら、リズミカルに動かします。
- しっかり手を伸ばしましょう。

1

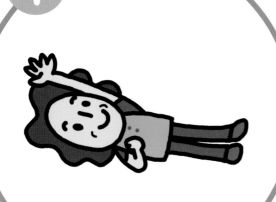

肘を曲げ、右手をグーにして
胸の横に置きます。
また、左手はパーにして
背伸びをするように
上に伸ばします。

2

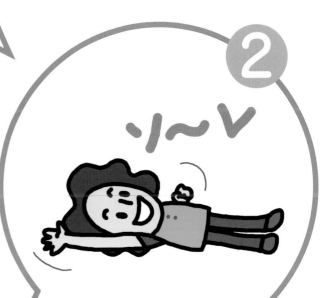

「ソーレ」と掛け声をかけながら、
右手はパーにして上に伸ばし、
左手はグーにして胸の横に置きます。

3

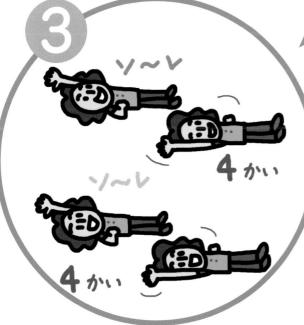

掛け声をかけながら、
グーとパーの入れ替えを、
4回繰り返します。
少し休んでから、
もう4回繰り返しましょう。

できたら CHECK ☐☐☐

57

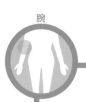
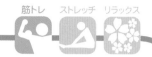

がんばれ

真上にグーとパー

体操の目的と効果

上腕の筋肉を強化します。
脳に刺激を与え、活性化します。
広背筋（背中の筋肉）を強化します。

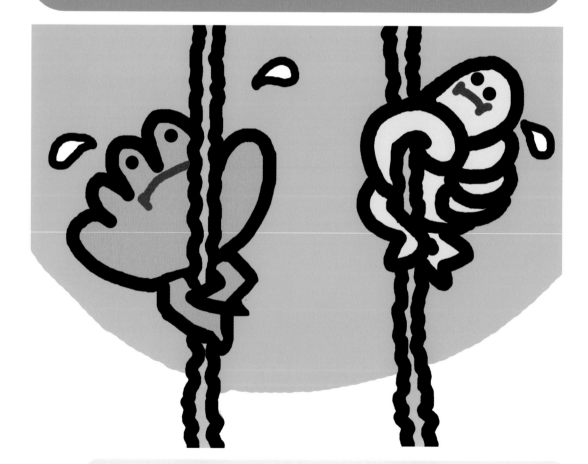

●慣れてきたら、リズミカルに手を交代しましょう。

●真上に上げたパーの手を、しっかり見ます。

●イチ、二、サン……ハチと、号令で動かしてみましょう。

1

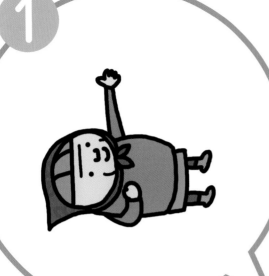

肘を曲げ、右手をグーにして
胸の横に置きます。
また、左手はパーにして
真上に伸ばします。

2

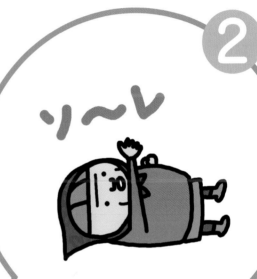

「ソーレ」と掛け声をかけながら、
右手はパーにして真上に上げ、
左手はグーにして胸の横に置きます。

3

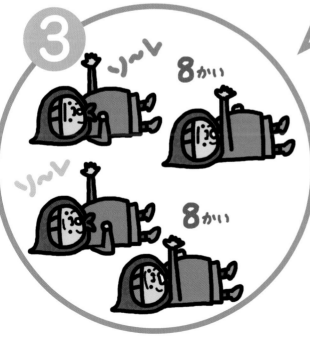

掛け声をかけながら、
グーとパーの入れ替えを、
8回繰り返します。
少し休んでから、
もう8回繰り返しましょう。

できたら CHECK □□□

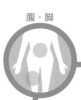

腹・脚

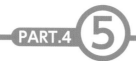

PART.4 ⑤

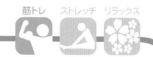

筋トレ　ストレッチ　リラックス

両足を
曲げて伸ばして

体操の目的と効果

脚筋力がつきます。
膝の柔軟性を保ちます。
腹筋力を保ちます。

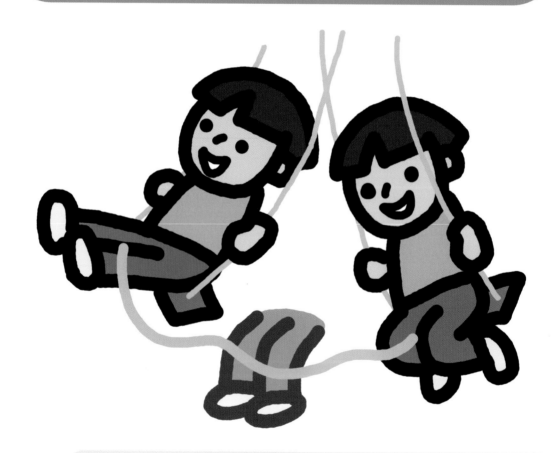

ここが
Point

●おなかに力を入れて、腰が反らないように気をつけましょう。
●足を浮かさずに、曲げ伸ばしをします。
●慣れてきたら、しっかり曲げて伸ばしましょう。

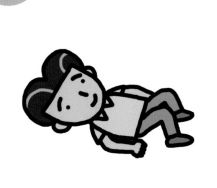

両膝を曲げて、
足を立てます。

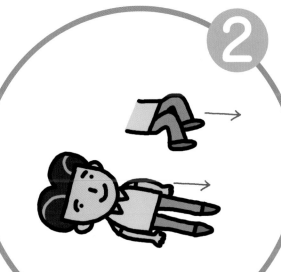

両足を立てた状態から、
今度は伸ばします。

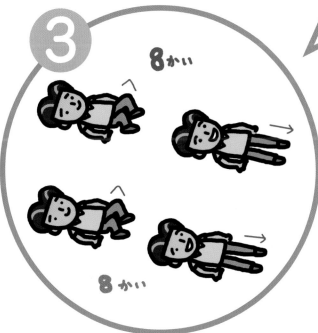

両足の曲げ伸ばしを、
8回繰り返します。
少し休んでから、
もう8回繰り返しましょう。

できたら CHECK ☐ ☐ ☐

61

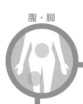

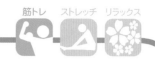
かかとの打ちつけ
トントントン

体操の目的と効果

脚筋力がつきます。
腹筋力がつきます。
気持ちよさを感じられます。

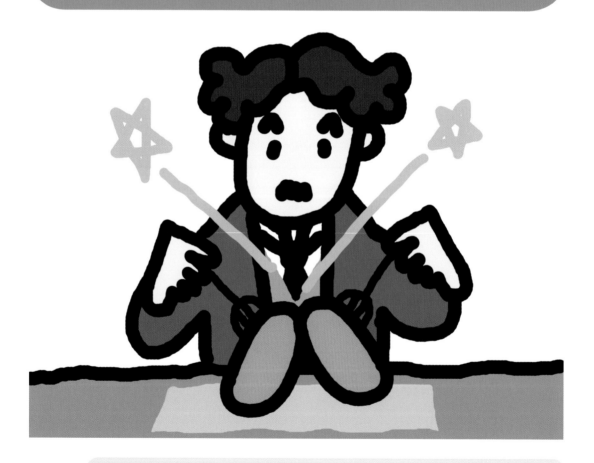

●かかとは、やさしく打ちつけましょう。
●おなかに力を入れて、腰が浮かないようにします。
●慣れてきたら、大きく動かしてみましょう。

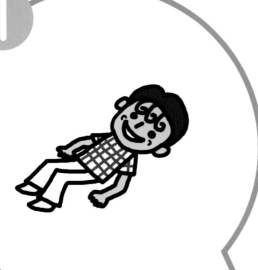

両膝を軽く曲げます。

右足のかかとを8回、
左足のかかとにトントンと
打ちつけます。
次に足を入れ替えて、
左足のかかとを右足のかかとに、
8回打ちつけます。

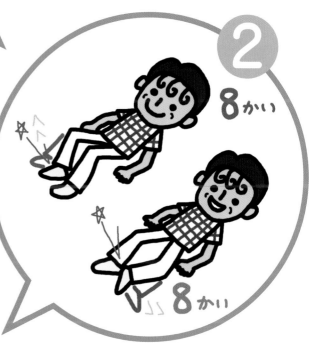

8かい

8かい

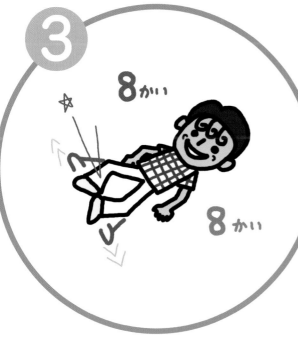

8かい

8かい

今度は拍手をするように、
トントンと両足のかかとを
8回打ち合います。
少し休んでから、
もう8回繰り返しましょう。

できたら CHECK ☐☐☐

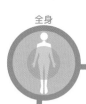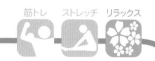
力を抜いて
夢ごごち

体操の目的と効果

心身ともにリラックスします。
疲労回復になります。
血行がよくなります。

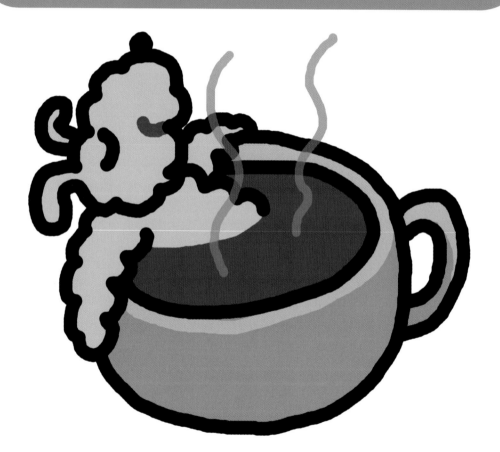

ここが Point
- 足はかかとから、伸ばすようにします。
- 全身の力を抜こうと意識しましょう。
- 寝る前に、必ず取り組むようにしましょう。

1

1. 2. 3. 4

両手を上に伸ばしながら、
ゆっくり4数えて、
背伸びをします。

2

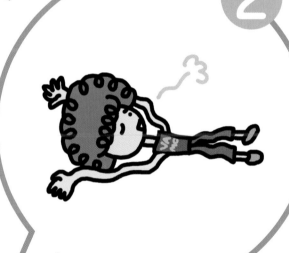

フッと息を吐いて、
全身の力を抜きます。

3

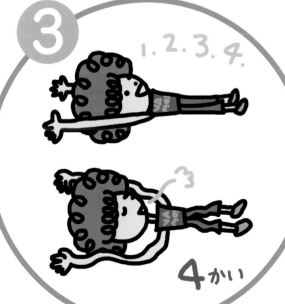

1. 2. 3. 4.

4かい

両手を上に伸ばして、
全身の力を抜くまでを、
4回繰り返します。

この本の体操リスト

	タイトル	種類	部位	できたらCHECK		
①	両手を合わせて 指伸ばし		手の指			
②	力を抜いて 足首ぐるり		足首			
③	指の押し合い グーッと		手の指			
④	指の綱引き オーエス		手の指・腕			
⑤	丸めて伸ばして 足指グーパー		足の指			
⑥	ゆっくりしっかり 足の曲げ伸ばし		脚			
⑦	肩の上げ下げ にっこり笑顔		顔・肩			
①	両手でグルグル さあ伸ばそう		手首・腕			
②	かかとの押し出し 気持ちいい		脚			
③	グーッと握って 1・2・3・4		手			
④	両手を使って グーパー背伸び		肩・腕			
⑤	両膝を曲げて 右・左		腹・脚			
⑥	笑いは腹から ハッハッハ		腹			
⑦	スリスリスリスリ いい気持ち		手・腕			

PART・1

PART・2

この本に掲載している体操の種類や、体のどの部位を動かす体操なの
かがひとめで把握できるリストをつくりました。やり終えたあとの
CHECK欄も設けましたので、ぜひ活用してください。

		タイトル	種類	部位	できたらCHECK
PART・3	①	くるりくるりと こぶしを回して		手首	
	②	背中と腰が 伸びるかな？		背・腰	
	③	できるかな？ すばやくグーパー		手	
	④	グーでかまえて パーで真上に		腕	
	⑤	お尻に力を、 ギューッと		腹・尻・脚	
	⑥	かかとを上げて キープキープ		腹・尻・脚	
	⑦	ストーンと 足を伸ばそうよ		脚	
PART・4	①	ゆっくりゆっくり 右向いて左向いて		首・肩	
	②	気持ちがのびのび 腰伸ばし		背・腰	
	③	掛け声かけて グーとパー		腕	
	④	がんばれ 真上にグーとパー		腕	
	⑤	両足を 曲げて伸ばして		腹・脚	
	⑥	かかとの打ちつけ トントントン		腹・脚	
	⑦	力を抜いて 夢ごこち		全身	

編者紹介

山崎律子（やまざき りつこ）

株式会社余暇問題研究所代表取締役・主席研究員。東京都出身。東海大学大学院体育学研究科修士課程修了（レクリエーション専攻）。1984年に研究所を設立、現在に至る。レクササイズ研修会の主催、地方自治体・民間団体主催の高齢者レクリエーション活動支援法の講演・研修会などに東奔西走。大学・専門学校の非常勤講師、日本レジャー・レクリエーション学会の理事、日本老年行動科学会の常任理事。著書に『参加したくなる介護現場のレクリエーション』（中央法規出版）、『シニア世代のための心も体もすっきり体操』（ミネルヴァ書房／編者）など。

上野幸（うえの ゆき）

株式会社余暇問題研究所取締役・主任研究員。東京都出身。東海大学体育学部社会体育学科卒業（レクリエーション、生涯スポーツ専攻）。1984年、山崎とともに研究所を設立、現在に至る。地方自治体で、青少年から高齢者を対象とした幅広い活動実績をもつ。総合型地域スポーツクラブの理事。著書に『介護予防に役立つ筋トレ体操支援マニュアル』（ミネルヴァ書房／編者）など。

イラストレーター紹介

東郷聖美（とうごう せいみ）

絵本作家。女子美術短期大学油絵専攻卒業。高校時代から映画雑誌の似顔絵を長年担当。絵本に『わたしはせいか・ガブリエラ』『みんなくるくるさかのみち』『ひーじー』（ともに福音館書店「こどものとも」）、『ともこちゃんは銀メダル』（ミネルヴァ書房／細川佳代子・お話）など。

株式会社余暇問題研究所

1984年設立。健康・体力づくり、余暇教育・レクリエーションなどの領域についてのコンサルテーション・指導・調査研究などを手がける。

デ ザ イ ン　大野ユウジ（co2design）
Ｄ　Ｔ　Ｐ　レオプロダクト
企 画 編 集　SIXEEDS

寝ながらできる認知症予防③
1分間 筋トレ＆ストレッチ

2020 年 2 月 10 日　初版第 1 刷発行　　〈検印省略〉
定価はカバーに
表示しています

編　　　者	山　崎　律　子
	上　野　　　幸
著　　　者	余 暇 問 題 研 究 所
発　行　者	杉　田　啓　三
印　刷　者	森　元　勝　夫

発行所　株式会社　ミネルヴァ書房

607-8494 京都市山科区日ノ岡堤谷町 1
電話 075-581-5191／振替 01020-0-8076

ISBN978-4-623-08698-6
Printed in Japan